Te 85
191

AF336425

Te 85
191

MÉMOIRE

SUR

L'EMPLOI RAISONNÉ

DU

CAOUTCHOUC VOLCANISÉ

OU

VOLCANITE

COMME MONTURE

DES DENTS ARTIFICIELLES

PAR

E. ANDRIEU

DOCTEUR EN MÉDECINE DE LA FACULTÉ DE PARIS,

CHIRURGIEN-DENTISTE DES HOPITAUX

(Les Enfants trouvés et la Maternité)

MEMBRE DE LA SOCIÉTÉ MÉDICO-PRATIQUE,

SUCCESSEUR DU Dr DELABARRE.

PARIS

A. COCCOZ, LIBRAIRE-ÉDITEUR

RUE DE L'ÉCOLE-DE-MÉDECINE, 30 ET 32.

—

1867

DU MÊME AUTEUR :

Quelques vérités sur la manière actuelle de remplacer les dents. Le bon sens en prothèse dentaire. In-8, 2e édition, 1866. 1 fr. 25

Du traitement de la diarrhée des enfants par le régime lacté et spécialement par la pulpe de viande crue. In-4°, 1859. 2 fr.

Des maladies engendrées par la diathèse urique. Goutte, gravelle et *migraine.* — Exposé d'un nouveau traitement. In-8°, 2e édition, 1861. 1 fr. 50

Sur un nouveau système de dentiers à base amovible et plastique. Mémoire à l'Académie de Médecine par les Drs Andrieu et Delabarre ; 1863.

Conseils aux parents sur la manière de diriger la seconde dentition de leurs enfants. — *Pourquoi l'on avait autrefois de meilleures dents qu'aujourd'hui.* 1865, in-8°. 2 fr. 50

---

*(Tous ces ouvrages se trouvent à la librairie COCCOZ,
rue de l'École-de-Médecine, 30 et 32.)*

SOUS PRESSE :

Du Cure-dent et de ses dangers. Mémoire, brochure in-8.

A. PARENT, imprimeur de la Faculté de Médecine, rue Mr-le-Prince, 31.

DE L'APPLICATION

DU CAOUTCHOUC DURCI

AUX MONTURES

DES DENTS ARTIFICIELLES

Dès que le caoutchouc durci fut découvert (1), certains dentistes, comptant sur les propriétés si remarquables de cette substance, cherchèrent à l'employer pour la construction des montures des fausses dents. MM. Delabarre (2) et Évans, à Paris, furent les promoteurs de cette application, et après eux presque tous leurs confrères suivirent leur exemple.

Aujourd'hui la préparation du caoutchouc durci a pris une extension considérable; on est parvenu à lui donner diverses couleurs variant du noir au brun, du rouge au rose clair, et l'on peut dire que les dentistes ont à leur disposition un produit très-convenable pour la fabrication des montures des pièces de prothèse dentaire.

C'est ce produit que l'on nomme *volcanite.*

Les premiers succès de cette application du caoutchouc produisirent comme une révolution dans l'art de monter les fausses dents : on crut avoir trouvé la perfection, et bon nombre de praticiens, adoptant sans réserve le nouveau système, ne voulurent plus même entendre parler des autres montures.

C'est alors qu'on vit apparaître sur les murs ces affiches immenses portant les inscriptions les plus excentriques sur les qualités des nouvelles dents artificielles, et surtout sur leur

---

(1) La découverte du caoutchouc durci est attribuée par les uns à Charles Morey en France, et par les autres à Goodyear en Amérique.

(2) M. Delabarre fils, à qui l'on doit déjà l'application de la Guttapercha au même usage.

bon marché fabuleux; c'est alors qu'on mit à chaque coin de rue, dans la poche des passants, ces prospectus extraordinaires qui promettaient des merveilles de solidité, de douceur et d'économie aux porteurs de fausses dents.

« Plus d'hippopotame, disait-on, plus d'ivoire dont la sub« stance se corrompt et prend une odeur fétide ! plus de mé« taux qui irritent, coupent et blessent les gencives ! plus de « crochets qui liment et rongent les dents ! La nouvelle sub« stance remplace avec avantage toutes ces matières plus ou « moins pernicieuses pour la bouche. »

Dans le but même de faire croire à quelque découverte plus merveilleuse encore, on lui donna les noms les plus impossibles. On en composa dont l'étymologie était presque aussi monstrueuse que celle du mot osanore (on sait que ce mot vient du latin *os, ossis*, os; du grec α *privatif*, an; et du français *or, os sans or*). On nomma les nouveaux dentiers : *dentiers gommolithes*, du latin *gummi*, ou du grec χόμμι, gommes, et du grec λιθος, pierre. Dentiers en gomme-pierre; nouvelles dents, *masticaires sans ligatures;* dentiers de précision à base *élasticovulcanite*, etc.

Puis, dans des brochures un peu plus sérieuses, on énumérait tous les avantages de cette substance, et on l'indiquait comme la seule convenable dans tous les cas sans exception. Aujourd'hui que l'expérience est venue contrôler les faits, et que tous les dentistes n'en sont plus partisans aussi enthousiastes, on lui a trouvé bien des inconvénients; on lui en a même trouvé qu'elle n'avait pas, et notre but, en publiant ce mémoire, est de démontrer dans quels cas elle est vraiment utile, et comment son emploi peut être regardé à juste titre comme un progrès en prothèse dentaire.

Avantages supposés de la volcanite.

Mais avant d'entrer dans la discussion des faits, nous allons énumérer toutes les qualités que l'on a cru reconnaître à la volcanite dès son apparition.

1° Elle est inaltérable dans les liquides normaux de la bouche et dans ceux que l'on ingère dans cette cavité pour l'alimentation.

2° Elle sert à former des fausses gencives d'une couleur convenable, et peut combler les vides produits par les pertes de substance les plus considérables, sans que le patient soit incommodé par son poids.

3° Elle enchâsse les dents artificielles d'une manière propre et solide, et constitue des montures dont l'ensemble est très-résistant.

4° Employée pour composer les anneaux de soutien des pièces partielles; elle n'est pas dangereuse pour les dents sur lesquelles elle s'appuie, ou en tout cas l'est bien moins que les crochets métalliques.

5° Elle est élastique et par conséquent plus douce dans son contact avec la muqueuse que toutes les autres montures.

6° Enfin, appliquée à la construction des pièces à succion, elle forme des appareils plus légers et par conséquent plus facilement maintenus en place par la pression atmosphérique que ceux fabriqués par les autres procédés.

Il faut en convenir, toutes ces raisons données comme l'expression exacte de la vérité étaient bien de nature à séduire les personnes les plus difficiles. Mais la réaction arriva bien tôt, et à côté de ces affirmations des partisans quand même de la volcanite s'élevèrent les dénégations de ses détracteurs. Le caoutchouc durci ne fut plus bon à rien. On battit en brèche ses prétendus avantages, et quelques dentistes s'efforcèrent de démontrer que le nouveau système n'avait que des inconvénients.

Ses inconvénients.

Suivant eux :

1° La volcanite n'est pas inaltérable dans les liquides buccaux ; elle prend rapidement une odeur très-désagréable.

2° Sa couleur même la mieux réussie n'imite qu'imparfaitement celle de la muqueuse gingivale, et, lorsqu'on a des pertes considérables de substance à réparer, l'hippopotame, qui est beaucoup moins lourd, suffit à combler les vides les plus grands d'une manière fort satisfaisante, alors surtout que l'on a soin de le renouveler à temps.

3° Les montures métalliques même très-minces sont beaucoup plus solides, soit que l'on y adapte des dents à tube ou des dents plates et même des dents naturelles. Pour obtenir le même degré de solidité avec les montures en caoutchouc, il faudrait leur donner une épaisseur et un volume énormes.

4° Les anneaux de caoutchouc sont beaucoup plus pernicieux pour les dents que les anneaux d'hippopotame et même que les crochets métalliques, et si ces derniers ont été accusés souvent, il est vrai, avec raison, de détériorer les dents sur lesquelles ils s'appuyaient, c'est qu'ils n'étaient pas construits suivant les règles de l'art.

5° Le caoutchouc, par cela seul qu'il est volcanisé de manière à être rigide et à acquérir un poli suffisant, est pour ainsi dire passé à l'état de pierre ; il en a la dureté et n'est pas plus doux aux gencives que les métaux : en tout cas, il l'est beaucoup moins que l'hippopotame.

6° Les pièces à succion métalliques bien faites tiennent beaucoup moins de place dans la bouche ; elles s'adaptent beaucoup mieux à la muqueuse, et, si quelquefois elles sont d'un poids réel plus considérable, elles paraissent du moins plus légères dans la bouche, à cause de leur facilité d'adhérence au palais et par conséquent du peu de gêne qu'elles y causent.

On le voit par cet énoncé, les ennemis de la volcanite sont aussi absolus dans la négation que ses partisans dans l'affirmation de ses avantages. De ces deux systèmes tout à fait opposés, quel est celui qui est le plus en rapport avec l'exactitude des faits ? Aucun en réalité, et l'expérience nous a démontré que c'est dans leur combinaison rationnelle seule que se trouve la meilleure manière de fabriquer les montures des fausses dents.

Examen des faits.

Et d'abord, le caoutchouc s'altère-t-il dans la bouche, finit-il par y prendre de l'odeur? Il n'y a aucun doute sur ce point : la volcanite subit une légère altération due à la combinaison du soufre en excès avec la matière organique. Il se produit un dégagement d'hydrogène sulfureux à la surface de la pièce. Mais il ne faut pas attribuer à cette décomposition plus de valeur qu'elle n'en a réellement, car peu à peu ce phénomène disparaît, alors surtout que l'on a soin, pendant les premiers temps de son usage, de laver la pièce matin et soir avec de l'eau tiède légèrement alcalinisée.

Ce qui contribue le plus à donner de l'odeur à la volcanite qui a séjourné dans la bouche, c'est la couche de mucus qui s'y attache et qu'on laisse (forcément quelquefois, et nous dirons plus loin pourquoi) s'y putréfier. Mais cet inconvénient disparaît très-facilement lorsque l'on peut tenir les pièces parfaitement propres, et l'on est en droit de dire que les pièces en volcanite, *fréquemment lavées et nettoyées à fond*, n'ont pas ou presque pas d'odeur.

2° La volcanite peut-elle former des fausses gencives convenables? Peut-elle combler sans être trop lourde les plus grandes pertes de substance?

A la première de ces deux questions, nous répondrons que, dans ces derniers temps, on est arrivé à donner à cette substance une couleur rose convenable et que, d'ailleurs, on pourra peut-être par la suite obtenir mieux encore.

Quant à la seconde, nous dirons, pour la résoudre, que la volcanite brune est tout aussi légère que l'hippopotame; que la rose au contraire, dont on a obtenu la couleur en y ajoutant des substances plus ou moins lourdes, est d'un poids plus considérable; qu'enfin en faisant un usage combiné de ces deux espèces de volcanite, c'est-à-dire en recouvrant la brune d'une faible couche de rose, on obtient une masse dont l'ensemble sous un gros volume présente cependant peu de poids.

3° Les pièces en caoutchouc durci sont-elles solides? Il est évident de prime-abord que la cuvette d'une monture en volcanite, à moins d'être d'une épaisseur considérable, offre moins de résistance que celle d'une monture métallique. Il est même des cas où, malgré son épaisseur, cette cuvette se rompt facilement (lors même qu'en les fabriquant on a soin d'insérer à leur centre des fils ou des toiles métalliques), par exemple lorsqu'il reste des dents à la personne qui les porte et que ces dents sont intercalées entre celles de l'appareil. Cependant, lorsque les dentiers en volcanite sont complets, surtout ceux de la mâchoire inférieure, ils offrent une solidité bien suffisante et peuvent être employés sans danger de fracture. Quant à la manière dont les dents sont enchâssées dans le caoutchouc, elle laisse peu à désirer comme solidité. Chaque dent est non-seulement retenue à la volcanite par ses pointes ou crampons, mais encore est sertie en grande partie par cette substance; elle y adhère intimement et ne peut s'en détacher qu'en se cassant. Mais l'on conçoit que cet accident peut arriver tout aussi bien avec les montures métalliques, auxquelles les dents ne tiennent que par leurs crampons. (Nous ne parlons dans ce cas que des dents minérales plates; car les dents naturelles, lorsqu'elles peuvent être montées au moyen de tiges assez hautes, et les dents d'hippopotame offrent plus de sécurité pour la mastication.)

Ajoutons d'autre part à l'avantage des montures en caoutchouc, du moins pour la partie qui regarde le dedans de la bouche, que les dents ne laissent pas d'interstices entre elles, que les aliments ne peuvent par conséquent pas s'y loger, et qu'enfin la pièce entière est très-facile à bien nettoyer.

4° Les anneaux de caoutchouc sont-ils moins dangereux que les crochets métalliques? C'est là un point qui a été le sujet de bien des controverses et que nous allons élucider; mais, pour cela, il est nécessaire, avant tout, de se rendre bien compte des qualités que doivent avoir ces crochets ou anneaux de soutien. L'expérience enseigne qu'ils doivent être élastiques, présenter aux dents qu'ils emboîtent une surface bien lisse et incapable de les ronger, adhérer parfaitement à leur couronne de manière à ne pas laisser d'intervalles dans les quels les aliments pourraient se loger pendant la mastication, enfin être appliqués, autant que possible, sur des dents à couronne large, haute et solide comme les molaires.

Examinons maintenant si les anneaux en volcanite remplissent ces conditions. Tout d'abord ils ne sont pas élastiques, puisque le caoutchouc est pour ainsi dire passé à l'état de pierre, ce qui fait que, lorsqu'ils emboîtent des dents dont la couronne est plus large du côté de sa face triturante que vers son collet, ils ne sont plus, dès qu'ils ont livré passage à cette couronne, appliqués immédiatement sur sa surface, et, par conséquent, produisent des interstices plus ou moins considérables qui deviennent des réceptacles pour les aliments.

Une autre conséquence de ce défaut d'emboîtement, c'est que l'anneau, ne serrant plus suffisamment la dent, ne maintient qu'imparfaitement la pièce, et qu'alors il faut recourir aux chevilles de bois que l'on intercale entre lui et la dent, de manière à agir comme un coin et à obtenir un degré de constriction suffisant. Tous les dentistes savent que ces coins de bois, malgré leur peu de dureté, finissent, par le frottement réitéré qu'ils exercent à sa surface, par altérer la dent et par y faire leur place au détriment de l'émail et de l'ivoire qui se carient plus ou moins rapidement, suivant les sujets. De tout cela, il faut bien conclure que l'adhérence des anneaux de volcanite aux dents est loin d'être parfaite. De plus, à cause de leur rigidité même, ces anneaux ne peuvent suivre les mouvements que les dents subissent forcément pendant la mastication ; ils résistent, et, à force de frotter sur les quelques points des dents qu'ils touchent, ils arrivent à user l'émail de ces organes, à les rendre sensibles à toutes les impressions du chaud et du froid, et, en définitive, à les carier.

Les crochets métalliques *bien combinés* n'ont pas ces inconvénients. Nous ne parlons pas ici de ces crochets minces, formés d'un fil d'or rigide, dont on se servait autrefois et qu'on désignait sous le nom beaucoup plus juste de *ligatures*, crochets qui, rongeant les dents à leur collet, les détruisaient en peu de temps. Il est évident qu'ils constituaient le plus vicieux de tous les systèmes de soutien. Nous ne parlons que des anneaux métalliques construits d'après certaines données fournies par l'expérience et la raison. Pour nous, ces anneaux doivent être formés de bandes d'or platiné (or allié au platine); ils doivent être larges, minces, élastiques, parfaitement ajustés sur la couronne des dents auxquelles ils sont destinés, libres par leurs deux extrémités, et enfin soudés à l'appareil par *une faible portion seulement* de leur pourtour. De cette manière, ils conservent une grande élasticité, suivent les mouvements plus ou moins variés que la mastication imprime aux dents qu'ils emboîtent et maintiennent facilement la pièce en place.

Ils sont donc préférables aux anneaux de caoutchouc et même à ceux d'hippopotame, qui ont à peu près les mêmes inconvénients que ceux de volcanite.

5° Quelle est la substance la plus douce dans son contact avec la muqueuse ?

Presque tous les praticiens sont d'accord pour reconnaître que l'hippopotame est, de toutes les substances employées en prothèse dentaire, celle dont le contact est le plus doux sur les gencives. Quant à la volcanite et aux métaux, le degré de tolérance de la muqueuse à leur égard varie suivant qu'ils sont appliqués à la mâchoire supérieure ou à la mâchoire inférieure.

A la mâchoire supérieure, les pièces artificielles tendent, par leur propre poids, plutôt à s'éloigner de la gencive qu'à s'en rapprocher ; il est rare, lorsqu'elles sont convenablement ajustées, qu'elles blessent ou même irritent la muqueuse. On doit donc s'occuper, dans leur construction, bien moins de la dureté de la substance employée que de son épaisseur, c'est-à-dire de la gêne que le volume de l'appareil produira. Il est bien évident que dans ce cas les cuvettes métalliques sont préférables aux cuvettes en caoutchouc.

A la mâchoire inférieure, il n'en est pas de même; les pièces, entraînées par leur poids seul, ont une tendance à s'enfoncer dans les gencives, et cette tendance est encore plus forte lorsque, comme dans les dentiers à ressorts, la pièce inférieure sert de soutien à la pièce supérieure. On conçoit alors que plus les bords de la cuvette seront épais, arrondis, lisses, moins ils pénétreront dans les gencives, et par conséquent plus ils seront doux dans leur contact avec ces organes. Dans ce cas, les cuvettes en caoutchouc sont bien préférables aux cuvettes métalliques dont les bords sont forcément plus minces et plus coupants.

6o Quel est le meilleur système de monture pour les pièces à succion?

On sait que l'adhérence intime de la cuvette à la muqueuse du palais est la première condition d'une bonne pièce à succion. Or, comme c'est à l'action de la pression atmosphérique sur cette cuvette, sous laquelle le vide a été produit préalablement par les mouvements de succion, qu'est due cette adhérence, il s'ensuit que mieux la pièce est ajustée, plus le maintien du vide est possible, et par conséquent mieux la pièce tient en place.

Certes les appareils en volcanite peuvent être ajustés assez finement pour reproduire toutes les sinuosités du palais; ils pourraient donc, à ce seul point de vue, réaliser les conditions nécessaires à la succion; mais ils ont un inconvénient que nous n'avons fait qu'énoncer plus haut et que nous allons démontrer.

Le caoutchouc, durci lorsqu'il est neuf ou bien nettoyé, n'est pas *mouillé* immédiatement par la salive. Ce liquide produit à sa surface l'effet de l'eau sur une substance grasse ou huileuse. Cependant l'adhérence à la muqueuse, adhérence qui ne peut être parfaite qu'autant que la salive mouille également la muqueuse et la pièce, peut être parfois obtenue avec les pièces en volcanite. Il faut donc nécessairement qu'une substance intermédiaire vienne faciliter ce phénomène. Cette substance intermédiaire c'est le mucus sécrété par les glandes de la bouche, mucus qui s'attache à la pièce et y forme une couche plus ou moins épaisse que la salive humecte immédiatement.

Si ce mucus ne s'altérait pas, il est évident qu'il n'aurait aucun inconvénient et qu'on pourrait le laisser indéfiniment attaché à la pièce ; mais il se décompose promptement et prend une odeur fade et nauséabonde qui ne cède qu'à des lavages réitérés. Il est donc impossible, lorsqu'on tient aux soins de propreté, de l'y laisser, et alors de deux choses l'une : ou la pièce *est sale, reste tonjours sale,* et tient parfaitement en place, maintenue au palais par la pression atmosphérique *aidée de l'action de la salive;* ou bien elle est tenue proprement, *nettoyée à fond,* et alors elle reste difficilement en place et provoque dans la bouche de celui qui la porte ces mouvements désespérés de succion, ces contorsions désagréables des lèvres et des joues qui sont les indices révélateurs de sa présence. Les cuvettes métalliques n'ont pas ce désagrément. Elles sont immédiatement *mouillées par la salive* et adhèrent fortement au palais par le plus léger effort de succion.

D'ailleurs, comme elles tiennent beaucoup moins de place dans la bouche, à cause de leur peu de volume, comme elles ne blessent pas les gencives dans lesquelles leurs bords ne tendent pas à pénétrer, elles sont, à tous les titres, préférables aux cuvettes en volcanite.

CONCLUSION.

De tous ces faits il résulte que l'application du caoutchouc durci aux dentures artificielles a été un progrès pour la prothèse dentaire, mais que cette substance doit cependant être employée avec le plus grand discernement.

Voici en quelques mots les règles que nous avons tracées d'après ces considérations, règles que l'expérience a depuis longtemps déjà confirmées dans notre pratique.

1° Pour les dentiers appliqués à la mâchoire inférieure, la volcanite qui permet de faire des cuvettes à bords épais et arrondis, n'ayant qu'une faible tendance à s'enfoncer dans la muqueuse, est préférable aux métaux. D'ailleurs les pièces construites avec cette substance, grâce à cette épaisseur même, sont très-solides. Elles peuvent être parfaitement nettoyées, (sans crainte de perdre leur faculté d'adhérence, puisqu'elles tiennent bien plutôt par le fait même de leur propre poids que par l'action de la pression atmosphérique), et par conséquent elles sont exemptes de mauvaise odeur. Nous ajouterons que depuis peu on vient de trouver une nouvelle espèce de caoutchouc à moitié durci, qui conserve un certain degré d'élasticité et qui est destiné, disent les inventeurs, aux personnes chez lesquelles la muqueuse de la bouche est d'une sensibilité extrême. On applique une couche mince de ce caoutchouc sur la partie de la cuvette qui regarde les gencives, et l'on forme ainsi comme un coussin entre la pièce et la muqueuse.

Mais ce nouveau caoutchouc, qui remplace sans avantage apparent le coussin de gutta-percha dont nous faisions le même usage pour nos dentiers provisoires à base amovible et plastique (1), est encore très-peu employé.

Il est fort difficile à travailler et à polir, presque impossible retoucher, et ne remplira définitivement le but que ses inventeurs désirent atteindre que lorsque sa préparation aura été perfectionnée.

2° *A la mâchoire supérieure* les pièces à cuvette métallique doivent avoir la préférence. Leur emploi doit même être presque exclusif pour les pièces à succion. Cependant, pour les dentiers supérieurs des appareils complets à ressorts, on peut à la rigueur les construire en volcanite, parce que les ressorts suffisent le plus souvent à les maintenir appliqués au palais sans le secours de la pression atmosphérique, et que,

(1) Mémoire à l'Académie de Médecine sur un nouveau genre de dentiers provisoires à base plastique et amovible, par les Drs Andrieu et Delabarre, 1863, Coccoz, éditeur.

par conséquent, on peut sans inconvénient les tenir très-propres.

Quant aux pièces supérieures partielles, elles ne doivent jamais être construites en caoutchouc durci. Leur solidité n'est pas suffisante lorsqu'elles ne sont pas trop volumineuses, et leurs anneaux de soutien sont plus dangereux que les anneaux métalliques bien combinés.

Autre application de la volcanite

Tels sont, suivant nous, les principes qui doivent présider à la construction des montures des dents artificielles. Mais il est une autre application peu connue de la *volcanite*, application qui cependant a de grands avantages, et sur laquelle nous voulons appeler l'attention. Elle consiste dans l'emploi de cette matière comme moyen d'union entre les dents et les cuvettes métalliques et comme substance composant entièrement les parties masticantes des molaires des dentiers supérieurs.

En effet, il est deux reproches que l'on fait à juste titre aux dentiers construits en dents minérales :

1° Pour les pièces à cuvette métallique, les interstices qui existent nécessairement entre les dents du côté qui regarde l'intérieur de la bouche, interstices qui, comme nous l'avons déjà dit, sont des réceptacles à aliments.

2° Pour les pièces à cuvette aussi bien en métal qu'en volcanite, le bruit, le cliquetis ou le grincement que forme pendant l'exercice de la parole ou la mastication, le choc ou le frottement des molaires *minérales* supérieures contre les molaires *minérales* inférieures.

La volcanite, comme moyen d'union, comme soudure des dents à la plaque métallique, remédie parfaitement au premier de ces inconvénients. De plus, elle permet de faire des fausses gencives que l'on n'obtenait pas par les anciens procédés. Quant au second reproche, beaucoup de praticiens, pour les pièces métalliques, parvenaient à l'éviter en remplaçant les molaires *minérales* des dentiers supérieurs par des molaires sculptées dans des blocs d'hippopotame. Mais l'on conçoit facilement que ces moignons avaient tous les inconvénients des pièces entières en hippopotame, et beaucoup de personnes, après en avoir usé, préféraient encore avoir toutes leurs dents en pâte minérale.

La volcanite blanche remplace avec avantage ces moignons d'hippopotame ; mais, comme sa couleur n'imite pas exactement celle des dents, nous avons soin de recouvrir sa surface externe de dents minérales plates et de sculpter sur sa face masticante des sillons et des tubercules semblables à ceux des naturelles.

De cette manière la mastication peut s'opérer sans bruit et sans grincement entre une surface minérale très-dure (les molaires minérales pleines du dentier inférieur) et une surface moins dure, un peu élastique, mais suffisamment résistante (*les molaires en volcanite* du dentier supérieur) ; et l'on obtient, comme résultat de cette combinaison, une imitation assez exacte de la mastication avec les dents humaines, mastication qui s'opère entre deux substances dures, mais cependant douées d'une certaine élasticité.

A. PARENT, imprimeur de la Faculté de Médecine, rue Mr-le-Prince, 31.

157

www.ingramcontent.com/pod-product-compliance
Lightning Source LLC
LaVergne TN
LVHW010108060726
842524LV00006B/2401